DES
DIFFÉRENTS MODES D'EXPLORATION
DE
L'ŒSOPHAGE

PAR

Gaston SAINTE-MARIE,
Docteur en médecine de la Faculté de Paris,
Professeur d'histoire naturelle à l'Association philotechnique,
Premier interne provisoire des hôpitaux de Paris,
Médaille de bronze de l'Assistance publique,
Membre correspondant de la Société anatomique.

PARIS
ADRIEN DELAHAYE, LIBRAIRE-ÉDITEUR
PLACE DE L'ÉCOLE DE MÉDECINE
1875

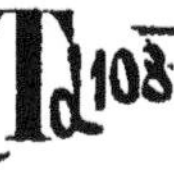

DES

DIFFÉRENTS MODES D'EXPLORATION

DE

L'ŒSOPHAGE

DES

DIFFÉRENTS MODES D'EXPLORATION

DE

L'ŒSOPHAGE

PAR

Gaston SAINTE-MARIE,

Docteur en médecine de la Faculté de Paris,
Professeur d'histoire naturelle à l'Association philotechnique,
Premier interne provisoire des hôpitaux de Paris,
Médaille de bronze de l'Assistance publique,
Membre correspondant de la Société anatomique.

PARIS

ADRIEN DELAHAYE, LIBRAIRE-ÉDITEUR

PLACE DE L'ÉCOLE DE MÉDECINE

1875

DES

DIFFÉRENTS MODES D'EXPLORATION

DE L'OESOPHAGE

AVANT-PROPOS.

Pendant l'année que j'ai passée dans le service de M. le docteur Duplay, un cas unique de corps étranger œsophagien se présenta, mais cette occasion éveilla d'autant mieux mon attention qu'étant de garde le jour de l'arrivée du malade j'ai pu le suivre depuis son entrée à l'hôpital jusqu'à sa mort et porter, dès les premières explorations, un diagnostic, hypothétique il est vrai, mais que devait justifier l'autopsie.

Ce malade servit à M. Duplay de prétexte pour la proposition à la Société de chirurgie d'un procédé nouveau de recherche des corps étrangers arrêtés dans l'œsophage. Je le décrirai sous le nom d'auscultation indirecte. J'en rapprocherai la description de l'auscultation proprement dite ou directe de l'œsophage dont mon savant maître m'a indiqué les principaux éléments. Et pour ne pas prôner une méthode à l'exclusion des autres, j'exposerai les principales notions applicables au toucher digital, au cathétérisme et à l'inspection de l'œsophage.

J'ai adopté la classification qui m'a paru la plus simple. Elle consiste à ranger dans trois chapitres les modes d'exploration empruntés aux trois sens principaux : 1° au sens du toucher appartiennent les indications fournies par le toucher digital et par le cathétérisme ; 2° au sens de la vue ressortissent l'exploration avec le miroir pharyngien et l'œsophagoscopie ; 3° au sens de l'ouïe appartiennent l'auscultation directe et l'auscultation indirecte.

NOTIONS ANATOMIQUES.

Il n'est pas sans intérêt de jeter par avance un coup d'œil sur la disposition anatomique de l'œsophage. Or ce qui frappe d'une part, c'est l'angle presque droit que forment ensemble l'axe de la cavité buccale et celui de l'œsophage. Mais cet angle est sujet à disparaître et c'est en le détruisant que certains bateleurs parviennent à introduire des corps étrangers considérables dans leur œsophage. N'est-il pas curieux, d'autre part, de remarquer la différence énorme du calibre de la cavité buccale et de celui de l'œsophage et de voir se placer entre eux un conduit infundibuliforme, le pharynx. Enfin il ne faut pas oublier que si les deux premiers conduits digestifs, la bouche et le pharynx, sont doublés d'un squelette, l'œsophage en est absolument privé ; et telle est la seule différence entre la portion laryngienne du pharynx et l'œsophage. La portion inférieure du pharynx est munie antérieurement d'une paroi cartilagineuse, et s'appuie postérieurement sur un plan osseux ; ces deux considérations fourniront une double cause d'erreur, lorsque dans le cathétérisme on constatera une résistance ou un frottement vers le niveau de l'orifice œsophagien supérieur.

Les notions anatomiques qu'il peut être utile de rappeler se rapportent à ces quatre chefs : 1° Quelle est la distance qui sépare l'orifice supérieur de l'œsophage de l'orifice buccal, et dans quelles limites cette distance peut-elle varier ? 2° Quelle est la longueur de l'œsophage ? 3° Quel est le diamètre de ce conduit ? 4° Quelle est sa direction.

1° *Distance de l'orifice buccal à l'orifice œsophagien.* — L'œsophage a pour limite supérieure le bord inférieur du constricteur inférieur du pharynx, et répond en ce point au corps de la cinquième vertèbre cervicale. C'est là du moins le niveau qu'ont accepté les auteurs depuis Meckel. Cependant M. Sappey (1) admet que l'orifice œsophagien supérieur correspond au disque ligamenteux qui unit la sixième et la septième vertèbre cervicale et quelquefois à la septième cervicale. Et Follin (2) arrive à la même conclusion, mais seulement pour l'état de flexion forcée de la tête, car dans l'extension forcée, l'orifice œsophagien répond au corps de la cinquième cervicale. Ce qui veut dire que son niveau est variable dans une étendue d'au moins 4 centimètres, notion importante pour l'œsophagotomie.

En mesurant le diamètre antéro-postérieur de la cavité buccale et en l'augmentant de la hauteur des portions buccale et laryngienne du pharynx, on arrive à

(1) Traité d'anat. descr., t. IV, p. 139.

(2) Rétréciss. de l'œsophage, Th. d'agrégat., 1853.

conclure que chez l'adulte, normalement conformé et dans l'état de repos des organes, la distance qui existe entre le niveau des incisives et celui de l'orifice œsophagien supérieur, mesurée par deux lignes qui se coupent au niveau de l'isthme du gosier, est longue de 14 à 18 centimètres. Mais la portion buccale de cet intervalle, d'une part, peut subir des variations qui tiennent aux conformations individuelles, et d'autre part la portion buccale peut subir un raccourcissement dont l'appréciation est très-importante et dépend non pas autant des variétés individuelles que des mouvements qui se produisent au second temps de la déglutition. Or il est bien connu que dans cet acte physiologique la portion buccale du pharynx peut diminuer de la moitié de sa longueur, c'est-à-dire de 2 centimètres environ, et la portion laryngienne de 1 demi-centimètre. Bien plus, je montrerai bientôt qu'en explorant avec le doigt les voies digestives supérieures cette distance peut être encore réduite par le fait de l'abaissement de la langue et partant du redressement de l'angle formé par l'axe buccal et l'axe pharyngien.

On admet généralement que la distance des incisives à l'orifice inférieur de l'œsophage est égale à la distance qui sépare la protubérance occipitale externe de l'apophysie épineuse de la dixième vertèbre dorsale; c'est là un moyen, très-approximatif il est vrai, de se rendre compte de la longueur qu'il faut donner à la sonde pour parvenir jusqu'à l'estomac. Mais en somme cette longueur peut être évaluée à 39 ou 40 centimètres dont 14 ou 15 pour la distance des incisives à l'orifice supérieur de l'œsophage, et 25 pour la longueur de ce conduit (1).

(1) Mouton. Du calibre de l'œsophage. Thèse 1874, p. 114.

J'ai dû préciser la situation de l'orifice œsophagien, mais il faut bien reconnaître que pour certains modes d'exploration, et en particulier pour le toucher digital et pour l'examen au miroir pharyngien la portion laryngienne du pharynx ne peut raisonnablement pas être distinguée de l'œsophage.

2° *Longueur de l'œsophage.* — D'après M. Sappey (*loc. cit.*) elle est de 22 à 25 centimètres, se décomposant de la sorte : 4 à 4 1/2 centimètres pour la portion cervicale, située au-dessus de la fourchette sternale, 16 à 18 centimètres pour la portion thoracique étendue de la deuxième vertèbre dorsale au diaphragme, 2 à 3 centimétres pour la portion abdominale. Cette longueur se modifie dans les mouvements de déglutition et dans les mouvements d'extension ou de flexion de la tête par l'élévation ou l'abaissement de l'orifice supérieur.

3° *Calibre de l'œsophage.* — M. Mouton a fait de sa thèse l'objet de recherches sur ce point délicat d'anatomie. A l'aide d'un certain nombre de moules en plâtre d'œsophage il est arrivé à des conclusions exactes non-seulement sur le diamètre physiologique de l'organe, mais encore sur son degré de dilatabilité ; je me bornerai donc à reproduire ses conclusions. A son origine l'œsophage présente un diamètre de 14 millimètres pouvant atteindre, comme dimensions extrêmes, 18 millimètres. Immédiatement au-dessous existe un renflement olivaire de 19 millimètres, extensible jusqu'à 24. A 7 centimètres de l'origine, nouveau rétrécissement de 14 millimètres, atteignant 19 millimètres par la distension. A 11 centimètres de l'origine, le diamètre atteint 20 millimètres et 24 par distension. De 13 à 19 centimètres à partir de l'orifice supérieur, le diamètre varie entre 17 et 20 millimètres et peut en acquérir 35. C'est là le point le plus dilatable. Enfin de 21 à 25 centimètres à partir de son origine l'œsophage présente sa portion la plus rétrécie qui, lorsqu'on ne cherche pas à la distendre, n'a pas plus de 12 millimètres; mais ce diamètre peut être presque doublé par la distension. Reste à tenir compte comme pour tous les conduits musculeux, de l'élément spasmodique qui peut momentanément rétrécir le calibre œsophagien. Ce spasme se produit surtout à l'orifice supérieur ou à l'orifice diaphragmatique car en ce point existe, comme l'a démontré M. Rouget, un anneau musculaire de fibres entrecroisées, constituant un véritable sphincter. Chez le nouveau-né le calibre normal de l'œsophage est de 4 millimètres aux points les plus étroits ; la distance du bord gingival supérieur au cardia étant de 17 centimètres.

4° *Direction de l'œsophage.* —Elle n'a pas au point de vue du cathétérisme l'importance que quelques auteurs lui ont attribuée, mais il est bon au point de vue spécial de l'auscultation, de savoir que l'œsophage est plus superficiel à gauche, dans la région cervicale ; et que c'est également à gauche qu'on le rencontre dans la région thoracique où il longe la face antérieure gauche du rachis.

Je renvoie pour ce qui a trait à la physiologie de l'œsophage aux quelques notions très-succinctes que j'aurai à en donner en parlant de l'auscultation.

CHAPITRE PREMIER.

DES MODES D'EXPLORATION DE L'ŒSOPHAGE EMPRUNTÉS AU SENS DU TOUCHER.

Je rangerai dans ce chapitre les deux modes d'exploration dont l'invention sans être d'ancienne date a devancé celle des autres, je veux parler du toucher digital et du cathétérisme. Ces deux méthodes ont fait suffisamment leurs preuves et c'est par là que s'annonce leur supériorité sur les procédés que je décrirai dans les autres chapitres.

Toucher digital.

Est-il admissible que le doigt porté aussi loin que possible dans la direction de l'œsophage au travers de la cavité buccale et du pharynx parvienne jusqu'à l'origine du conduit? Théoriquement la chose paraît impossible; car même pendant un mouvement de déglutition chez l'adulte la plus courte distance qui sépare les incisives de l'œsophage est d'environ 13 à 15 centimètres, et l'index n'a que 7 à 8 centimètres; mais cette longueur de 13 centimètres est figurée par une ligne brisée, et le doigt indicateur peut en abaissant la base de la langue supprimer à peu près entièrement l'angle formé par la réunion de l'axe buccal et de l'axe pharyngien de façon à n'avoir à parcourir qu'une ligne presque droite. Il est facile de s'assurer que sur le cadavre on éprouve déjà de sérieuses difficultés pour atteindre avec la pulpe du doigt l'orifice supérieur de l'œsophage ; ces difficultés sont encore accrues sur le vivant et il est habituellement impossible d'explorer au delà des replis aryténo-épiglottiques, comme le fait remarquer M. Richet. En thèse générale donc l'exploration de l'œsophage par le toucher direct est illusoire, mais il faut tenir compte de deux circonstances spéciales qui permettent parfois d'atteindre le but qu'on se propose. Généralement en effet c'est pour aller à la recherche d'un corps étranger dégluti par mégarde, que le chirurgien plonge son index dans le pharynx ; or, comme le corps étranger, lorsqu'il est fixé dans l'œsophage, peut dépasser par une de ses extrémités l'orifice supérieur de ce conduit et comme dans un assez grand nombre de cas, c'est chez des enfants que l'on doit pratiquer cette petite exploration, il y a là une double condition favorisant le toucher digital : d'une part saillie du corps étranger au-dessus de l'orifice œsophagien, d'autre part, brièveté plus grande du chemin à parcourir pour l'index.

L'exploration par le toucher, bien qu'elle soit infiniment moins applicable à l'œsophage qu'à l'orifice supérieur du larynx et qu'au pharynx, répond cependant à quelques indications diagnostiques et thérapeutiques, et voici de quelle façon on pourra l'employer avec le plus de chances de succès. Le malade assis sur une chaise ou plutôt agenouillé par terre aura la tête fortement fixée dans l'extension par un aide placé en arrière de lui ; pendant ce temps le chirurgien se plaçant à la droite ou à la gauche du patient plongera le doigt indicateur gauche ou droit dans l'arrière-gorge, en suivant la paroi postérieure du pharynx, et c'est au moment où se fera un mouvement de déglutition volontaire ou involontaire que l'extrémité du doigt arrivera au point le plus rapproché de l'orifice œsophagien qu'il pourra même atteindre dans certains cas.

Mon excellent ami M. Maunoir, m'a raconté avoir vu, à la consultation de l'hôpital Cochin (obs. I), M. Desprès extraire de la sorte une longue aiguille fixée par sa grosse extrémité à l'orifice supérieur de l'œsophage d'une jeune fille de 16 ans; la pointe remontant dans les gouttières latérales du pharynx se fixa dans la pulpe de l'index assez solidement pour permettre à l'opérateur d'amener ainsi au bout de son doigt le corps étranger.

Il peut arriver que l'on ait à craindre l'indocilité du malade ; il est alors prudent de protéger le doigt contre les morsures par un large anneau métallique comme il en existe dans toutes les boîtes à opérations.

Cathétérisme.

Je n'ai pas l'intention de faire ici l'histoire complète du cathétérisme de l'œsophage. Cette opération a déjà donné lieu à de nombreuses dissertations, et je n'ai rien à rapporter de nouveau sur ce sujet.

L'instrument employé peut être en gomme, plus rarement en baleine, et plus rarement encore en métal, il peut être creux ou plein; sa longueur doit dépasser 50 centimètres, et son diamètre doit être inférieur à 18 millimètres, puisque le maximum de dilatabilité de certains points de l'œsophage ne dépasse pas ce calibre.

S'agit-il de rechercher s'il existe un rétrécissement ou un obstacle quelconque au cours des aliments, on pourra déjà retirer d'utiles indications de l'emploi de la sonde œsophagienne vulgaire; mais si l'on veut préciser l'étendue de l'obstacle, il faudra avoir à sa disposition la série des olives d'ivoire, qui, comme pour le cathétérisme uréthral, donneront la longueur de la coarctation.

Quant à la forme des olives, elle est généralement celle d'un ellipsoïde régulier. M. Chassagny (1) (de Lyon) vient cependant de proposer d'augmenter le diamètre transversal de l'olive aux dépens du diamètre antéro-postérieur ; il dit avoir réussi, dans certains cas, à passer avec ces olives aplaties dans des rétrécissements où des olives cylindriques ou sphériques n'avaient pu passer.

Si l'on recherche la présence d'un corps étranger, un instrument, terminé par une boule métallique, pourra, par son choc, fournir d'utiles renseignements ; dans d'autres cas, une éponge fixée à l'extrémité du cathéter pourra ramener du sang ou du pus et, par suite, éclaircir un diagnostic jusque-là douteux.

Je n'ai pas à m'occuper de la sonde de de Graefe, ou des bougies cylindro-coniques de M. Bouchard, puisque ces instruments ont un but purement thérapeutique. Quel que soit l'instrument employé, il convient de le lubréfier avec un corps gras ou avec du blanc d'œuf (Trousseau) ; puis de rechercher ce qu'il faudra préférer : de l'introduction par la bouche, ou par les fosses nasales.

Dans les deux cas, le malade sera assis, toutes les fois qu'il le pourra, et cela aussi bien dans le but de faciliter les manœuvres que de le tenir préparé à résister aux moindres symptômes de suffocation que produiraient une parcelle de liquide, ou la simple irritation de voi-

(1) Société de chirurgie, séance du 31 mars 1875.

sinage. La tête sera légèrement infléchie de façon à « régulariser la courbe saccadée qui, de la sixième cervicale, s'étend aux deux premières dorsales » (1). Le renversement de la tête expose à une direction trop antérieure du cathéter et à sa pénétration dans les voies aériennes. On sait, en outre, quoique cela ait une importance secondaire, que, d'après Follin, cette attitude détermine une constriction de l'orifice œsophagien supérieur.

a. *Cathétérisme par la bouche.* — Le malade sera assis devant une fenêtre, la tête dans une position intermédiaire entre la flexion et l'extension, à moins que le cathéter soit peu flexible, car alors l'extension forcée sera préférable, en ce qu'elle mettra sur le prolongement du même axe la cavité buccale et l'œsophage. Le chirurgien introduira l'index de la main gauche dans la bouche, et déprimera la langue avec ce doigt, pendant que de la main droite il portera le cathéter. Celui-ci sera glissé sur l'index gauche, jusqu'à l'orifice œsophagien ; là, il éprouve un léger temps d'arrêt qu'il ne faut pas trop se hâter de vaincre, car généralement l'orifice s'ouvre de lui-même après quelques secondes, sans que l'on ait eu besoin d'augmenter la pression de la sonde. Une fois dans l'œsophage, le cathéter avance sans obstacle, à moins de cas pathologiques ; et la sensation légère d'une résistance vaincue indique que l'on a dépassé le cardia.

Si l'on rencontre un rétrécissement, il faut avoir soin d'indiquer sur la sonde le point correspondant aux incisives, et en la retirant, il suffit de retrancher de la

(1) Chassaignac. Traité clinique et pratique des opérations chirurgicales, p. 624.

longueur totale 15 centimètres environ pour avoir le niveau de l'obstacle dans l'œsophage.

Je décrirai plus loin l'usage que M. Voisin fait du spéculum de Delabordette, pour rendre possible le cathétérisme par la bouche, chez les aliénés.

b. *Cathétérisme par les fosses nasales.* — Il peut arriver, soit par le refus du malade, soit par une impossibilité matérielle du côté de la bouche, que le cathétérisme par les fosses nasales, soit la dernière ressource du chirurgien. En vérité, ce cathétérisme ne mérite pas, à beaucoup près, tout le mal que l'on en a dit ; et si je ne lui consacre pas ici une plus longue description, c'est parce qu'il peut difficilement rendre, comme mode d'exploration, les services qu'il rend journellement pour l'alimentation forcée. Le procédé est des plus simples ; la sonde est introduite par la narine la plus large, c'est-à-dire par celle du côté opposé à la déviation presque constante de la cloison. On la pousse légèrement jusqu'à ce que se produise un premier temps d'arrêt : ce petit obstacle correspond au moment où la sonde atteint le voile du palais, il ne tarde pas à céder de lui-même, et la sonde parvient à l'orifice œsophagien supérieur, où un nouvel arrêt se produit ; c'est celui que j'ai signalé déjà. Il suffit d'être prévenu de ces deux temps d'arrêt pour exécuter facilement le cathétérisme par les fosses nasales. Ordinairement, l'introduction de la sonde par la narine ne se pratique que lorsqu'elle est impossible par la bouche, et cependant il est des individus chez lesquels ce procédé est à la fois plus simple et plus sûr ; il est donc bon de ne poser ici aucune règle absolue.

Je ne m'arrêterai pas à signaler les différents accidents produits par le cathétérisme, vomissements, hémorrhagie; cependant, comme il est important de se rendre compte de l'organe où s'est introduit la sonde, voici en quelques mots comment on le reconnaîtra. Pour la pénétration dans le larynx, deux signes principaux se présentent : ce sera d'abord la douleur vive, accompagnée de toux convulsive, et d'autre part, si la sonde est creuse, il s'y produira un véritable gargouillement. D'ailleurs, si l'on place une bougie à l'orifice de la sonde, la flamme sera alternativement attirée et repoussée. La sonde pénètre-t-elle dans l'estomac et donne-t-elle issue à quelque gaz, il est remarquable que ceux-ci sortiront pendant l'inspiration, ce qui contraste, par conséquent, avec l'époque de l'issue de l'air par la sonde introduite dans le larynx.

CHAPITRE II.

DES MODES D'EXPLORATION DE L'ŒSOPHAGE EMPRUNTÉS AU SENS DE LA VUE.

La situation profonde de l'œsophage laisse entrevoir le peu d'étendue du rôle de la vision dans la recherche des affections de l'œsophage. Toutefois, j'ai rencontré dans les auteurs un mode d'exploration dont on ne saurait nier l'importance lorsqu'il est applicable; je veux parler du miroir pharyngien. Si la valeur de cette méthode est indiscutable, il n'en est peut-être pas ainsi de l'œsophagoscopie. Cette introduction d'un spéculum dans un conduit si profondément placé ne laisse pas d'effrayer un chirurgien prudent.

Je placerai dans le même chapitre la description d'un

cathéter que j'ai fait construire ; car les indications qu'il fournit sont appréciables à la vue.

On voit que cette seconde partie de mon travail contiendra les procédés d'exploration dont l'application pratique sera le plus hypothétique. Mais il ne faut en accuser que les difficultés extrêmes qu'ils doivent surmonter pour atteindre leur but.

Miroir pharyngien.

Ce procédé va de pair avec le toucher digital, en ce qu'il s'arrête également à l'orifice œsophagien supérieur. On met presque exclusivement en usage les miroirs de Czermak, comme pour l'examen laryngoscopique. Ce sont de petits plans en verre, et mieux en acier, quadrangulaires, à bords arrondis et fixés par leurs angles à une tige rigide de 8 à 10 centimètres jusqu'au manche.

Ce miroir, après avoir été légèrement chauffé, est porté dans la gorge du malade, et l'on dirige sur lui un faisceau de lumière. On l'incline convenablement pour examiner l'orifice œsophagien supérieur. Et l'on peut, pour mieux observer cet orifice, profiter d'un effort de vomissement, que l'on parviendra très-aisément à provoquer.

J'ai été témoin, à la consultation de l'hôpital Saint-Antoine, d'un fait qui ne laisse aucun doute sur l'utilité du miroir pharyngien. Un jeune enfant se présente à M. le Dr Duplay (1), avec la sensation d'un corps étranger arrêté dans l'arrière-gorge. Grâce à l'emploi du miroir pharyngien, M. Duplay découvrit l'existence d'une aiguille fichée sur la paroi pharyngienne,

(1) Obs. II.

et cet habile chirurgien arriva sans peine à l'enlever avec une longue pince recourbée.

A l'aide de cette inspection, on pourra souvent découvrir des ulcérations, des polypes, mais à la condition qu'ils soient placés à l'orifice supérieur de l'œsophage.

Le spéculum de Delabordette n'est guère applicable au diagnostic de ces différentes affections ; mais M. Voisin a eu l'ingénieuse idée de se servir de cet instrument pour rendre possible, chez les aliénés, le cathétérisme par la bouche.

Comme ce procédé de cathétérisme peut être utile pour la simple exploration de l'œsophage, voici en deux mots en quoi il consiste : le spéculum est introduit entre les mâchoires du malade et poussé de bas en haut et d'avant en arrière, de façon que la valve supérieure longe la voûte palatine. On peut toujours parvenir à faire entr'ouvrir la bouche du malade, en lui pinçant le nez ; et lorsque l'instrument a quelque peu pénétré, sa forme conique et sa surface lisse permettent de l'introduire aisément plus avant. Dès lors, il suffit de glisser le cathéter sur la valve supérieure, tout en ouvrant légèrement l'instrument, pour arriver, sans le moindre obstacle, à l'œsophage.

Grâce à cet ingénieux procédé, on pourra cathétériser les aliénés et les enfants, sans danger pour la sonde d'être coupée avec les dents et avalée ; et l'on évitera ainsi le cathétérisme par les fosses nasales, qui, si facile chez certains sujets, est rendu si pénible dans les diverses affections de la muqueuse pituitaire et de son squelette ostéocartilagineux.

Œsophagoscopie.

L'obscurité du diagnostic d'une affection de l'œsophage engagea un chirurgien allemand, M. L. Valdenburg (1), à imaginer un œsophagoscope, composé d'un tuyau légèrement conique, long de 8 centimètres, large supérieurement de 1 centimètre et demi et inférieurement de 1 centimètre de diamètre, en gomme résistante et suspendu par une sorte d'articulation mobile, à l'extrémité fourchue d'un manche de métal de 14 centimètres de long. Le tuyau conique est introduit en entier dans l'œsophage et maintenu avec la main gauche au moyen du manche qui sert en même temps à déprimer la langue. De la main droite, on porte un miroir laryngien ordinaire jusqu'à la paroi postérieure du pharynx, en le plaçant de façon à pouvoir explorer la muqueuse œsophagienne, située immédiatement audessous du tube qui la déplisse.

Par ce mode d'exploration, l'auteur a pu voir l'ouverture étroite d'un diverticule de l'œsophage, et, en pratiquant le cathétérisme au travers de son tube œsophagoscopique, éviter d'introduire la sonde dans ce diverticule.

Ce premier instrument, bon pour examiner l'œsophage à une hauteur donnée (8 centimètres), a été perfectionné de façon à pouvoir servir à l'exploration du conduit, dans une plus grande étendue. Au moyen de cylindres en cuivre blanc emboîtés (au lieu du cylindre en gomme), on obtient, par un mécanisme spécial, l'allongement de l'instrument dans l'œsophage, sur un

(1) L. Valdenburg. Berliner Klinische Wochenschrift. 1870, n° 248.

trajet de 6 à 12 centimètres. Quant à l'éclairage, il est le même que pour l'examen du larynx.

Je ne puis méconnaître ce qu'à d'ingénieux cet appareil ; mais il y a de tels dangers dans son application, et ses inconvénients sont si évidents qu'il n'est pas besoin de les exposer aux chirurgiens pour éviter aux malades de pareilles expériences.

Œsophagométrie.

Je place, à côté de la méthode précédente, une méthode d'exploration que j'ai imaginée et dont les applications pratiques sont encore à l'état de projet. Aussi serai-je très-bref sur sa description.

L'instrument que j'ai proposé à M. Aubry, et qu'il a construit, est ainsi constitué. C'est une sonde œsophagienne ordinaire dont la partie inférieure porte, à un centimètre de sa terminaison, une olive en caoutchouc, et par conséquent extrêmement dépressible. A la partie supérieure de cette sonde œsophagienne est ajusté un tube de verre gradué de 10 centimètres environ de hauteur, et d'un calibre légèrement inférieur à celui de la sonde.

La sonde, l'ampoule et le tube de verre sont creux et peuvent contenir un liquide coloré. Le niveau d'affleurement de ce liquide est par suite facile à constater sur les degrés de l'échelle du tube de verre. Tel est grossièrement l'appareil; et, d'après la théorie, la moindre compression de l'olive en caoutchouc se traduira par une élévation du niveau sur l'échelle.

Je ne m'arrête pas sur certains détails de construction, je me borne à signaler l'existence, à la partie supérieure du tube de verre, d'un entonnoir métallique et d'un robinet. Cet accessoire a pour but de faciliter l'introduction du liquide dans l'appareil.

Quand on doit opérer, on commence par remplir l'appareil d'un liquide légèrement teinté, de façon que le point d'affleurement soit au degré 0° de l'échelle. A ce moment, l'olive de caoutchouc est à son maximum de développement, et la moindre compression fera monter le niveau.

Tel qu'il est alors, l'instrument est conduit jusqu'à l'œsophage, soit en faisant ouvrir convenablement la bouche du sujet, soit en appliquant au préalable le spéculum de Delabordette, et en glissant sur la valve supérieure. En pénétrant dans l'œsophage et en avançant dans l'intérieur de ce conduit, l'ampoule se trouve diversement comprimée en divers points, et ces variations du volume de l'olive en caoutchouc se traduisent en variations du niveau d'affleurement sur l'échelle. On comprend ainsi comment, théoriquement, les modifications du calibre de l'œsophage peuvent être appréciées.

Bien plus, comme le calibre de l'œsophage est variable en ses différents points, et cela même à l'état physiologique, j'ai imaginé le procédé suivant pour avoir une représentation exacte du conduit œsophagien. La sonde porte à 15 centimètres de distance de l'olive, un point de repère, à partir duquel sont indiqués, en allant de bas en haut, des divisions métriques.

J'ai pris cette distance de 15 centimètres, parce que c'est la mesure moyenne de l'espace compris entre les incisives et l'orifice œsophagien supérieur. On pourra donc aisément lire, au niveau des incisives, le nombre de centimètres dont l'olive s'est avancée dans l'œsophage.

Ceci fait, je me reporte à une feuille que j'ai disposée

par avance et qui est divisée par des lignes horizontales et verticales en carrés réguliers. Une feuille à courbes thermométriques remplirait, à la rigueur, ce but. Les lignes horizontales représentent le nombre de millimètres dont l'olive s'avance dans l'œsophage, il y en a donc 250, en évaluant la longueur moyenne de l'œsophage à 25 centimètres. Les lignes verticales correspondent aux degrés de l'échelle du tube de verre, et partant au calibre de l'olive en caoutchouc. Il y en a donc 20. Pour former une figure symétrique dans les indications fournies par l'instrument et reportées sur cette table, on aura soin de marquer toujours sur le tableau la moitié du nombre de degrés indiqués, à droite et à gauche de la ligne médiane. Les deux lignes verticales extrêmes portent donc le degré 0°, et la ligne médiane le degré 10.

Dès lors, figurons-nous l'instrument en jeu et supposons qu'à l'orifice œsophagien supérieur, le liquide affleure à 8 degrés, j'en porte 4 de chaque côté de la ligne médiane en partant du zéro. A 2 centimètres plus avant dans l'œsophage, l'olive est moins comprimée et l'affleurement est à 6 degrés, j'indique 3 de chaque côté. Et lorsque j'ai pointé de cette façon dans toute l'étendue de l'œsophage, si je joins les points par des lignes, j'obtiens un schéma qui me représente la configuration de l'œsophage.

Ainsi, cette exploration nouvelle, dont je n'ai pu encore apprécier la valeur, pourra me permettre de représenter l'œsophage à l'état sain, et surtout à l'état pathologique. Elle pourrait également s'appliquer à l'exploration du canal de l'urèthre.

Il faut ajouter que cet instrument laisse aisément déterminer le niveau du cardia, car c'est aussitôt après l'avoir dépassé que l'olive reprenant son maximum de volume, amène le retour à 0° du niveau d'affleurement du liquide sur l'échelle du tube de verre.

Je le répète encore une fois, cet instrument n'a pas encore été expérimenté. Peut-être est-il destiné à montrer la distance qui sépare les vues théoriques des applications pratiques. En tout cas, il fait appel à des recherches, auxquelles j'espère donner suite.

Pour résumer l'ensemble des indications fournies par le sens de la vue dans l'exploration de l'œsophage, on voit qu'il n'y a que le miroir pharyngien qui ait fait ses preuves; mais ce moyen de diagnostic est essentiellement borné et s'applique moins encore à l'exploration de l'orifice œsophagien supérieur qu'à celle de la portion laryngienne du pharynx qui lui est attenante et que dans toute cette étude nous confondons à dessein avec l'œsophage.

CHAPITRE III.

DES MODES D'EXPLORATION DE L'ŒSOPHAGE EMPRUNTÉS AU SENS DE L'AUDITION.

Les modes d'exploration que je rangerai dans ce chapitre sont d'invention nouvelle. Les uns se pratiquent au moyen d'un instrument introduit dans l'œsophage, les autres avec le stéthoscope, ou par l'application directe de l'oreille sur les régions trasversées par l'œsophage. De là, deux catégories bien distinctes, dont l'une formera l'auscultation indirecte et l'autre l'auscultation directe. Tandis que la première est pour ainsi dire exclusivement d'origine française, la seconde, au contraire, me paraît avoir été généralement négligée en France, et c'est dans les auteurs allemands (Hamburger) ou anglais (Morell-Mackenzie) que j'en emprunterai les principaux documents.

Les seuls matériaux que j'ai trouvés dans les journaux français appartiennent à la *Gazette hebdomadaire*, qui a publié un compte-rendu très-succinct des travaux d'Hamburger (1). C'est d'ailleurs au directeur de ce journal, M. Hénocque, que je dois, par l'entremise de mon excellent maître M. Duplay, la communication des travaux d'Hamburger ; M. le Dr Demler, médecin major, et M. Maunoir, interne des hôpitaux, ont bien voulu me les traduire en français.

Auscultation indirecte.

Ce mode d'exploration n'est applicable qu'à la recherche des corps étrangers de l'œsophage. Ce n'est donc pas à l'étendue du champ de ses renseignements, mais plutôt à la difficulté de son but qu'il doit son importance. On sait combien est parfois difficile le diagnostic des corps étrangers œsophagiens ; on doit donc accueillir avec empressement tous les procédés qui peuvent contribuer à en faciliter le diagnostic.

Je n'ai point à comparer ici les différentes méthodes employées dans ce but jusqu'à ce jour. Il me suffira de dire que toutes sont sujettes à l'erreur, et que si celle que je vais rapporter n'est pas infaillible, elle approche beaucoup plus de la perfection que bien d'autres.

Il faut, d'ailleurs, bien le savoir, cette méthode d'exploration ne s'applique pas à tous les corps étrangers; elle n'est véritablement avantageuse que pour ceux dont la consistance est solide, et l'on peut dire que son exactitude est en raison directe de la dureté du corps.

(1) Medizinische Jahrbücher, XVI, XVIII, XIX et XX Bd.

Les procédés opératoires que comporte cette méthode sont au nombre de deux, ils se rapportent tous deux aux enseignements recueillis par l'oreille pendant l'introduction du cathéter dans l'œsophage. Ils diffèrent du cathétérisme simple en ce que c'est véritablement l'oreille qui perçoit les sons par le moyen d'un tube en caoutchouc placé dans le conduit auditif, tandisque dans le cathétérisme simple c'est le doigt qui reçoit le choc, s'il y a lieu, et qui transforme en sensation auditive une sensation tactile. Il y a donc loin de ce genre d'auscultation imaginaire, ou mieux de percussion, à l'auscultation dite indirecte que je vais décrire.

Des deux procédés d'auscultation indirecte, l'un, celui qui doit porter le nom de M. Duplay, se fonde sur le renforcement des vibrations sonores dans une chambre à air ; l'autre se fonde sur la transmission très-rapide du son à travers un liquide.

Je ne m'arrêterai pas sur ce dernier procédé. Il m'a été proposé par M. Aubry en construisant l'instrument que j'ai imaginé et qui est décrit plus haut (page 21).

Le cathéter est rempli d'eau dans toute son étendue et sur l'entonnoir supérieur est vissé un petit cylindre de cuivre surmonté, comme dans l'instrument de M. Colin, d'un tube de caoutchouc et d'une oreillette.

Je serais d'autant plus disposé à accepter la valeur de ce dernier procédé, tout en étant bien éloigné de l'idée d'amoindrir le mérite de celui de M. Duplay, que, si cette valeur peut être démontrée, elle permettra de rechercher avec le même instrument les rétrécissements ou les dilatations de l'œsophage et les corps étrangers. Je regrettais précisément que ma sonde à eau fût incapable de fournir des renseignements sur ce dernier point.

Le procédé d'auscultation indirecte, qui mérite véritablement d'être décrit appartient à M. Duplay, L'instrument avec lequel on le pratique a été construit par M. Colin pour la recherche de la fameuse fourchette arrêtée dans l'estomac. Il se compose d'une olive en argent, ou plutôt d'une série d'olives d'argent, creuses et de volume différent, que l'on peut successivement visser à une tige métallique très-flexible. A cette tige est ajustée un tambour à renforcement en cuivre, comme dans la sonde de Thompson, sur le modèle de laquelle l'instrument est construit. Au tambour fait suite un tube de caoutchouc et un embout d'ivoire que l'observateur s'introduit dans l'oreille. C'est, en somme, une sorte de cathéter avec chambre d'air et surmonté d'un tube analogue à l'otoscope de Toynbee.

Tel qu'il fut construit par M. Colin, l'instrument mesurait les dimensions suivantes : l'olive était longue de 0,04 ; le cylindre à renforcement de 0,11. Si l'on joint à ces longueurs celle de la tige métallique, on obtient une longueur totale de 0,94. M. Duplay modifia quelque peu ces dimensions, il fit diminuer la tige métallique et allongea raisonnablement le tube de caoutchouc. De plus, cet opérateur ingénieux eut l'idée de faire graduer la tige en centimètres à partir de 14 centimètres et demi de l'olive ; car telle est la distance de l'orifice œsophagien aux incisives. On peut ainsi se rendre compte exactement du degré de pénétration de l'olive dans l'œsophage, au moment où elle rencontre le corps étranger. Dans le cas rapporté par M. Guyon, on verra que la tige métallique fut enveloppée de caoutchouc afin d'éviter les vibrations que donne à la tige métallique le frottement de la langue.

Voici maintenant la description du procédé d'exploration :

La sonde est d'abord glissée jusqu'au pharynx, et tenue très-légèrement avec les doigts, en ayant soin de ne point toucher, autant que possible, au tambour à renforcement du son. Le chirurgien introduit alors dans son oreille l'embout d'ivoire, puis il pousse le cathéter, en lui imprimant de petites saccades; et si l'olive d'argent vient à heurter un corps étranger, quelque petit qu'il soit, le son est aussitôt transmis à l'oreille.

Je reproduis ici l'observation que j'ai recueillie et qui fournit à M. Duplay l'idée d'appliquer cet instrument à la recherche des corps étrangers œsophagiens.

Observation III. — Fragment d'os arrêté dans l'œsophage. — Absence de signes certains de la présence de ce corps étranger. — Mort de pleuro-pneumonie (1).

Un homme de 62 ans entre le 25 septembre 1874 dans le service de l'hôpital Saint-Antoine, prétendant avoir avalé, la veille, un os de bœuf en buvant du bouillon à la cuiller. Il ne peut nous fournir aucun renseignement sur le volume ou la forme de cet os. Quelques heures après l'accident, on lui fit prendre un vomitif qui détermina plusieurs vomissements et plusieurs garde-robes, sans que le corps étranger ait été retrouvé dans les déjections. Le malade se plaint à son entrée d'une douleur derrière le sternum, irradiant vers le dos. La déglutition des aliments solides est impossible, mais le malade peut boire facilement.

Dans la journée qui suivit l'entrée, en qualité d'interne du service, je pratiquai quelques tentatives d'extraction, et crus accrocher un corps étranger à 19 centimètres à partir des incisives supérieures. Ces tentatives, peu prolongées et faites avec douceur, ont été suivies d'un léger écoulement sanguin.

Le lendemain matin à la visite, M. Duplay renouvelle l'exploration avec une sonde œsophagienne de gros calibre, et croit recon-

(1) Cette observation a été lue par M. Duplay à la Société de chirurgie, séance du 7 octobre 1874.

naître également un obstacle au niveau de la partie supérieure de l'œsophage, mais cet obstacle se laisse franchir assez facilement, et la sonde glisse jusque dans l'estomac. Le panier de Graefe, dont on s'était servi la veille, est introduit de nouveau et semble aussi rencontrer un obstacle qu'il franchit facilement, soit de haut en bas, soit de bas en haut.

Après cette exploration, le malade boit facilement et avale du pain sans difficulté et sans douleur.

Le 27. Le malade accuse toujours de la douleur derrière le sternum, et continue à avaler sans grandes difficultés. M. Duplay introduit une sonde en baleine munie d'une grosse olive qui ne peut passer, mais il glisse sans peine une olive moyenne jusque dans l'estomac.

L'exploration minutieuse du cou, très-facile en raison de la maigreur du sujet, ne révèle d'ailleurs aucun point douloureux. Nous supposons donc que le corps étranger a été rejeté par les vomissements, peu de temps après son introduction, ou a été repoussé dans l'estomac lors des premières tentatives d'extraction, et nous cessons toute nouvelle exploration.

Le soir, les troubles de la déglutition semblent cependant plus accusés, et le malade ne pouvant avaler que des liquides, on lui injecte du bouillon et du vin à l'aide de la sonde qui passe aisément.

Le 28. Le malade ne peut boire et les liquides sont rejetés. Il accuse une douleur sourde au niveau de la partie supérieure du sternum.

Cependant la sonde œsophagienne passe facilement, ce qui permet de continuer l'alimentation.

Le malade tousse et crache abondamment. Il est atteint depuis longtemps d'un catarrhe qui semble s'exaspérer.

Le même état persiste le lendemain, puis le surlendemain le malade nous annonce qu'il avale très-facilement et boit devant nous à longs traits.

Le 1er octobre. Il y a eu cette nuit un peu d'agitation et de subdélirium. Le facies est animé, le pouls plein, à 108 ; la température à 39°5. Le malade tousse davantage, crachats épais, jaunâtres : un peu de matité à droite. Râles sonores des deux côtés de la poitrine ; râles sous-crépitants du côté droit. (Potion de Todd, kermès 20 centigr.)

Le 2. Pouls 112. Température 39. Râles dans toute la poitrine. A droite souffle et râles sous crépitants fins. Le malade continue à boire avec la plus grande facilité et ne se plaint d'aucune douleur. (Vésicatoire sur le côté droit.)

Le 3. L'état général s'aggrave. Subdélirium, coma. Mort à deux heures.

Autopsie. — Il existe une congestion pulmonaire des deux côtés, mais surtout accusée du côté droit, où l'on constate des adhérences pleurales étendues, sans épanchement.

Après avoir enlevé les poumons en sectionnant leur pédicule, on isole le larynx, la trachée et l'œsophage que l'on enlève simultanément ; puis je fends de haut en bas l'œsophage sur la ligne médiane postérieure. On découvre alors, à 5 centimètres de l'ouverture supérieure de l'œsophage, un fragment osseux placé verticalement et accolé à la face antérieure du conduit. Ce fragment osseux présente une face lisse appliquée contre la paroi, et une face rugueuse regardant vers la cavité. Sa forme est triangulaire, un des angles est dirigé en haut, les deux autres regardent à gauche et à droite. L'angle droit, extrêmement aigu, a perforé l'œsophage, et cette perforation, qui a la largeur d'une pièce de 20 centimes, est limitée par des bords ramollis, grisâtres, sphacélés. L'extrémité anguleuse de l'os répond à ce niveau à un petit foyer bien limité, doublé d'un détritus gangréneux, et situé au niveau de la troisième vertèbre dorsale. Il n'y a aucune infiltration des parties voisines, et la complication thoracique qui a amené la mort du malade n'a pas été produite directement par les lésions du côté de l'œsophage. Il est une particularité importante à noter, c'est que la pointe anguleuse qui a amené la perforation de l'œsophage n'est séparée de la crosse de l'aorte que par une faible épaisseur de tissu cellulaire. Notons encore les dimensions relativement considérables de ce fragment osseux qui mesure 32 millimètres de haut en bas et 30 millimètres transversalement.

M. Duplay dans sa lecture de cette observation à la Société de chirurgie, l'accompagna des remarques suivantes :

« Ce fait m'a semblé intéressant au double point de vue du diagnostic et du traitement des corps étrangers de l'œsophage.

L'erreur de diagnostic qui a été commise dans ce cas pourrait s'expliquer par l'absence de tout signe physique permettant d'affirmer la présence d'un corps étranger. Les signes rationnels étaient également presque nuls. On s'en rend compte aisément en se rappelant qu'il s'agissait d'un corps aplati, relativement peu épais, placé verticalement et accolé contre la paroi œsophagienne. Dans ces conditions, en effet, la déglutition peut s'accomplir, et des instruments explorateurs, même volumineux, peuvent parcourir toute la longueur du conduit, sans éprouver une résistance sérieuse.

Le même fait pourrait se reproduire avec d'autres corps, et en particulier avec des pièces de monnaie.

C'est en réfléchissant à l'insuffisance des moyens de diagnostic dans de pareilles circonstances que j'ai pensé qu'il pourrait être utile de mettre à profit un instrument récemment imaginé par M. Colin, à l'occasion du corps étranger de l'estomac dont il a été tant parlé. Cet instrument, qui devrait être légèrement modifié dans ses dimensions, consiste en une olive creuse, montée sur une tige d'acier flexible, se terminant en haut par un appareil résonnateur auquel se relie, par le moyen d'un tube de caoutchouc, un embout destiné à être mis dans le conduit auditif. Le plus petit frôlement d'nn corps dur sur l'olive détermine un bruit considérable qui se transmet à l'oreille. J'ai la conviction que cet instrument pourra dorénavant rendre de grands services dans les cas analogues à celui que je viens de rapporter, et dans lesquels le chirurgien serait dans l'incertitude sur la présence d'un corps étranger de l'œsophage. On pourrait de plus, en graduant la tige de l'instrument, déterminer ainsi très-exactement le siége du corps étranger.

Au point de vue thérapeutique, on doit se demander si, dans le cas présent, il eut été possible d'extraire ce fragment osseux par la bouche. Si l'on songe à la forme anguleuse du corps étranger et surtout à l'acuité extrême de l'un de ses angles, on tremble à la pensée des délabrements que cet os, saisi par une pince ou par le panier de Graefe, eût fatalement déterminés. La seule chance d'extraire ce corps avec succès et sans déterminer de désordre grave eût été peut-être l'œsophagotomie qui aurait permis de l'atteindre, quoiqu'il fût placé dans la portion thoracique de l'œsophage. »

A la suite de cette lecture, M. Trélat prit la parole pour exprimer en quelques mots la bonne opinion qu'il se faisait de ce procédé. Toutefois la question restait encore à décider par la pratique; lorsque tout nouvellement un cas de M. Guyon est venu justifier l'exactitude des prévisions de M. Duplay.

Voici les termes de la communication de M. Guyon à la Société de chirurgie (séance du 17 mars 1875) :

Obs. IV. — Pièce de monnaie dans l'œsophage.

M. Guyon présente une pièce de 5 francs qu'il a extraite de l'œsophage d'un jeune homme de 23 ans, où elle avait séjourné plus de quarante-huit heures. La déglutition était restée facile ; la sonde œsophagienne était introduite sans obstacle. Des vomitifs et des boissons abondantes n'avaient produit aucun résultat. La palpation de la région du cou ne faisait rien sentir, quoique le malade accusât une douleur permanente vers le larynx, douleur exagérée par la déglutition. On ne voyait rien au laryngoscope. Ce n'est qu'au moyen d'un instrument *résonnateur* construit par M. Colin, il y a quelques mois, pour la fourchette dont on a tant parlé, et modifié par l'enveloppement de la tige métallique à l'aide d'un tube de caoutchouc, qu'il a été permis de constater sûrement la présence d'un corps étranger vers le milieu de la région cervicale. L'extraction a été faite facilement au moyen de la pince œsophagienne de Cusco, un peu modifiée, de préférence au panier de de Graefe, qui peut faire basculer une pièce de monnaie et causer des accidents graves.

Selon M. Tillaux, l'observation de M. Guyon doit être intitulée : Extraction d'un corps étranger *du pharynx* » et non de *l'œsophage*, puisque celui-ci ne commence qu'au point précis où la pièce de 5 francs était arrêtée. Mais le fait n'a pas moins d'intérêt pour moi, puisque j'ai déjà annoncé plus haut que je confondais la portion laryngienne du pharynx avec l'œsophage.

En définitive, le procédé d'exploration de M. Duplay peut être désormais considéré comme passé dans la pratique. Et par cette ingénieuse application d'un instrument depuis longtemps négligé dans l'arsenal chirurgical, l'habile chirurgien de l'hôpital Saint-

Antoine a fait faire un pas considérable au diagnostic des corps étrangers de l'œsophage.

Auscultation directe.

Cette seconde méthode d'exploration de l'œsophage, empruntée au sens de l'ouïe, quoique, ou peut-être parce qu'elle est moins précise que la précédente, trouve son application dans un plus grand nombre d'affections. Il est d'ailleurs remarquable, que la recherche des corps étrangers, qui formait le domaine presque exclusif de l'auscultation indirecte, soit au contraire complètement, du moins pour le plus grand nombre des cas, étrangère au domaine de l'auscultation directe. De sorte qu'en combinant les deux méthodes d'auscultation on a théoriquement les éléments du diagnostic de toutes les affections œsophagiennes. Malheureusement je crains que les éloges excessifs que Hamburger a prodigués à l'auscultation de l'œsophage, et d'autre part le petit nombre d'applications véritablement pratiques de cette méthode, soient faits pour démontrer encore une fois qu'il n'y a pas de signes pathognomoniques, et qu'en médecine le mot certitude doit signifier : la plus grande somme de probabilités. De là, la nécessité de ne jamais adopter une mode d'exploration à l'exclusion de tous les autres. Mais aussi de là, la nécessité de ne rejeter aucun mode d'exploration. C'est parce que l'auscultation peut être utile dans certains cas, que je n'hésite pas à lui consacrer quelques pages.

Dans cette méthode se rencontrent deux procédés, qui ne méritent même pas, à proprement parler, ce nom, c'est l'auscultation immédiate avec l'oreille appliquée directement sur les régions voulues, ou médiate, et faite avec l'aide du stéthoscope. Celle-ci est préférable en ce qu'elle permet de localiser plus exactement les bruits perçus.

Pour ausculter l'œsophage, les règles sont des plus simples. On se placera à la gauche du malade, qui sera assis dans son lit, les deux bras croisés sur la poitrine. La main gauche de l'observateur sera placée au niveau du cartilage thyroïde, et un doigt légèrement appliqué sur la saillie de ce cartilage surveillera ses mouvements. On pourra, grâce à cette précaution, se rendre compte du moment où commencera la déglutition puisqu'alors le larynx s'élève. Pendant ce temps, le stéthoscope sera placé, soit à la région cervicale à gauche immédiatement en arrière du larynx et de la trachée, soit à la région thoracique immédiatement à gauche du rachis, depuis la première jusqu'à la huitième vertèbre dorsale. On fera alors avaler au sujet en observation une gorgée d'un liquide quelconque. Or, à l'état physiologique, pendant la déglutition d'une cuillerée de liquide, il se produit un bruit analogue à celui d'un petit corps fusiforme embrassé par un anneau de l'œsophage qui parcourrait rapidement ce conduit et sur lequel je veux m'arrêter quelque temps.

Théorie du bruit normal de la déglutition. — Ce bruit n'est pas aussi simple qu'il peut paraître au premier abord ; et c'est parce que le mécanisme de sa production me paraît avoir été laissé de côté, que je désire appeler sur lui l'attention des physiologistes. Hamburger qui étudie ses altérations n'émet pas d'opinion sur son mode de formation à l'état normal. Il est certain que le frottement du bol alimentaire contribue à sa production, mais c'est un frottement d'une nature toute particulière, comme j'espère le démontrer. Et d'ailleurs, telle n'est pas la cause unique ; il me semble, en effet, résulter de quelques expériences faciles à répéter que ce bruit n'a pas moins pour cause le décollement, au devant du bol alimentaire, de la muqueuse appliquée sur elle-même par la viscosité des produits de sécrétion qui la lubréfient. Ce n'est pas tout encore, et l'on doit ajouter à ces deux causes, le glissement du bol alimentaire sur la face antérieure du rachis par l'intermédiaire de la paroi œsophagienne. Joignons encore à ces phénomènes, mais très-accessoirement, le murmure rotatoire des fibres musculaires circulaires de l'œsophage.

Pour posséder en main les matériaux d'une discussion raisonnée, je veux établir d'abord plusieurs points que l'on peut aisément observer et que je pose en façon d'axiôme.

Expérience première. — A l'état physiologique, le bol alimentaire dilate à peine le conduit œsophagien, et ce soulèvement, qui dépasse rarement le calibre du petit doigt, s'accompagne d'une contraction des fibres circulaires non moins appréciable au-dessus et au-dessous du bol qu'à son niveau même, de sorte que l'aliment ne progresse pas par le fait de la pesanteur comme il peut le faire dans un tube inerte, mais il avance suivant un mécanisme que l'on simule en plaçant un pain de savon dans la main et en contractant les fléchisseurs pour le projeter au loin.

Exp. II. — Si l'on prend l'œsophage d'un animal récemment tué et qu'on laisse tomber par l'extrémité supérieure quelques gouttes d'eau ; le premier bol artificiel ainsi formé chemine plus lentement que les suivants, et, de plus, il détermine un bruit, très-peu marqué il est vrai, mais que l'on ne retrouve plus dans les expériences suivantes, alors que l'eau a balayé les mucosités qui lubréfiaient l'œsophage.

Exp. III. — Si l'on prend un tube en caoutchouc à paroi facilement dépressible et qu'on le fasse traverser par un liquide, aucun bruit ne se produit.

Exp. IV. — Il en est encore de même si, prenant ce tube, ou, ce qui revient au même dans le cas spécial, une portion d'intestin, on y introduit une certaine quantité d'eau, en ayant soin de placer au-dessus et au-dessous de ce bol artificiel un anneau assez serré et que l'on pousse à la fois ces deux anneaux, et par conséquent le liquide. Dans ce cas aucun bruit appréciable ne se produit en faisant abstraction de celui que détermine le frottement des anneaux.

Je pourrais accumuler ici des expériences, mais ces quatre faits qui sont faciles à prouver me suffiront pour entrer dans la discussion.

Et d'abord, je passe rapidement sur une hypothèse que l'on pourrait soulever ; celle dans laquelle le bruit de déglutition serait dû aux modifications passagères éprouvées par le conduit membraneux ; l'expérience me dispense de tout commentaire. Et si j'ai laissé entrevoir qu'il se pourrait que le murmure rotatoire des fibres circulaires contractées fût pour quelque chose dans le bruit de déglutition, c'est plutôt une vue théorique qu'un fait.

Une seconde hypothèse supposerait que le bol alimentaire comprimé ou modifié dans sa forme, mais surtout en conflit avec l'air ou le gaz qu'il rencontre serait capable de produire le bruit de déglutition. Tout en rejetant absolument cette manière d'envisager le bruit normal de la déglution, je ne puis m'empêcher de faire remarquer que cette théorie, toute oiseuse qu'elle paraisse ici, servira considérablement à l'interprétation du bruit dit de *glouglou*. Je me borne, pour le présent, à faire observer le peu d'importance de ce conflit entre le bol alimentaire et les gaz contenus dans l'œsophage ; d'abord le conduit œsophagien est constamment vide en dehors du passage du bol alimentaire, et si fatalement il persiste dans le conduit une proportion infinitésimale de gaz, ceux-ci sont rapidement repoussés au devant du bol alimentaire. Il peut arriver d'ailleurs, et c'est un des cas dont il faut être prévenu, que si l'on a fait déglutir à un individu quelques grosses bulles d'air, et qu'on lui fasse avaler aussitôt une gorgée de liquide on puisse constater, à l'auscultation de l'œsophage, un véritable bruit de *glouglou* qui, celui-là, est indépendant de toute lésion de l'organe. Mais ce fait, loin d'appuyer l'hypothèse que je constate, la ruine au contraire, puisqu'il montre comment du conflit entre le bol alimentaire et une bulle gazeuse, résulte un bruit anormal.

Enfin j'arrive à une troisième hypothèse, celle qui, seule, me paraît soutenable pour interpréter en partie la nature du bruit de déglutition. Suivant cette hypothèse, ce bruit résulte du frottement du bol alimentaire sur la paroi œsophagienne. Mais comment se produit ce frottement ? Est-il simple ? Bien au contraire, et c'est pour cela que dans l'expérience III aucun bruit ne se produisait. Il ne suffit pas, en effet, que le bol alimentaire frotte contre la paroi, car, s'il en était ainsi, moins le bol serait liquide, plus le bruit serait fort, ce qui est l'inverse de ce que l'on observe. Pour expliquer ce bruit, je crois utile de rappeler que la forme du bol alimentaire dans l'œsophage est olivaire, que la paroi de ce conduit s'applique sur lui aussi rigoureusement que possible, et que cela n'est pas dû à l'élasticité, mais bien à la contractilité du tube. De sorte que l'olive que forme ce bol est pressée dans son cône supérieur par les fibres circulaires de l'œsophage, qui la poussent de haut en bas et qu'elle pousse à son tour l'anneau contractile qui se resserre au-dessous d'elle. Ainsi, des deux cônes unis par leur base que représente le bol alimentaire, l'un et l'autre subissent une succession extrêmement rapide de chocs, dont le nombre est théoriquement égal à celui des cercles superposés de fibres musculaires. Voilà ce que j'entends exprimer par ce mot de frottement, qui, comme on le voit, n'est pas tout à fait exact.

D'ailleurs j'ai déclaré plus haut que ce mécanisme ne me suffisait pas encore pour l'interprétation du bruit normal de la déglutition, et que l'expérience II me forçait à lui donner un collaborateur. Cet auxiliaire me paraît être le décollement des parois de la muqueuse qui se trouvent, à l'état de vacuité, accolées l'une à l'autre. Il est aisé d'imaginer comment le bol alimentaire effectue ce décollement à mesure qu'il progresse, et je ne puis rien imaginer de plus exactement comparable au léger bruit que produit ce décollement qu'en le rapprochant de ce bruit que l'on produit lorsque la bouche est pâteuse et qu'on l'ouvre en séparant lentement la langue de la voûte palatine. Ma comparaison sera plus simple et non moins exacte en prenant pour exemple, non plus la bouche, mais les paumes des mains que l'on a préalablement mouillées et que l'on sépare lentement après les avoir appliquées l'une sur l'autre.

Telle me semble être la complexité du bruit normal de la déglutition.

Altérations du bruit normal de la déglutition. — La nature de ces altérations doit être étudiée 1° au point de vue de la tonalité ; 2° de la forme du bol dégluti ; 3° de l'énergie de la contraction circulaire ; 4° de la rapidité de la déglutition ; 5° de la direction que prend le bol alimentaire.

1° *Altérations dans la tonalité.* — Il peut arriver que

le bruit de déglutition fasse défaut dans toute l'étendue ou dans une partie de l'étendue de l'œsophage. Or, si l'on a entendu nettement ce bruit dans un point et que l'on cesse de l'entendre immédiatement au-dessous, ne sera-ce pas un signe que le bol alimentaire s'est arrêté pour une cause quelconque? Et si l'on s'est efforcé, mais en vain, de cathétériser un malade, et que le bol alimentaire puisse passer, l'auscultation ne sera-t-elle pas d'un excellent secours pour décider si le bol alimentaire suit son trajet normal ou s'arrête dans un diverticule?

Les altérations dans la tonalité consistent tantôt dans un simple *frottement* qui peut aller jusqu'au *bruit de râpe*, tantôt dans un bruit de *froufrou*, de *glouglou* ou de *gargouillement*. Les bruits de *frottement* se produisent par exemple dans l'œsophagite; le *sifflement* apparaît dans les cas de rupture, le *froufrou* annonce souvent l'existence de fausses membranes. Le *gargouillement* se produit dans les dilatations. Le bruit de *glouglou* accompagne les rétrécissements arrivés à un degré assez prononcé, car jusque-là ce n'étaient que des bruits de régurgitation; mais le phénomène de la régurgitation trouvera son étude après celle des bruits anormaux de déglutition. Je reviens au bruit de *glouglou*, son existence avait été signalée depuis longtemps par différents observateurs dans des rétrécissements de l'œsophage, mais peu d'entre eux lui avaient attaché l'importance qu'il mérite. Il ne faut cependant pas une oreille bien exercée pour le reconnaître. Quant à son mécanisme, je crois parvenir à le représenter grossièrement en soufflant par une extrémité d'un tube en caoutchouc pendant que, par l'autre extrémité, je fais pénétrer quelques gouttes de liquide. Ce bruit, qui, comme je l'ai fait remarquer précédemment, peut être perçu dans certains cas sans altération de l'œsophage, ne s'observe jamais d'une façon suivie qu'à la condition d'un trouble dans la configuration de l'organe, et ces troubles sont de deux natures : c'est l'insuffisance ou le rétrécissement.

L'insuffisance s'étend depuis le défaut de retrait complet des parois œsophagiennes à l'état de vacuité, jusqu'aux vastes diverticules. Par le fait de cette insuffisance, une certaine quantité d'air ou de gaz s'accumule en un point donné, et lorsque le bol y parvient, au moment du conflit avec ces gaz, il perd son calibre régulier et sa résistance, et va se laisser traverser aisément; la montée des bulles d'air peut ainsi facilement avoir lieu.

Le rétrécissement, quelle qu'en soit la nature, produit souvent le même effet; mais, en ce cas, c'est qu'il est accompagné de dilatation plus ou moins prononcée au-dessus de lui, ou tout au moins d'un léger degré d'insuffisance, comme cela s'observe dans presque tous les rétrécissements organiques.

Ainsi, sans me préoccuper des autres modifications du bruit de déglutition, et surtout sans contester leur valeur, je crois que l'on peut attacher une importance capitale au bruit de déglutition sonore, à la condition toutefois qu'il se présente d'une façon répétée. Je conserverai à ce bruit anormal les noms de *montée des bulles d'air* par métonymie, ou de *glouglou* par harmonie imitative.

2° *Altération dans la forme du bol alimentaire.* — Elle est d'une appréciation délicate. Il semble parfois que le bol soit plus gros, plus allongé. Et si le fait peut être constaté, on peut en conclure à la déformation de la configuration normale de l'œsophage. Dans certaines dilatations sacciformes, il semble que le bol alimentaire se disperse tout à coup, et, suivant la comparaison d'Hamburger, on a la sensation d'une eau qui jaillit.

3° *Altérations dans l'énergie de la contraction circulaire.* — La diminution ou l'augmentation de l'énergie de la contraction des fibres circulaires de l'œsophage ne peut se constater qu'avec une grande habitude de ce mode d'exploration. Ce symptôme, comme le précédent, a trop peu de valeur pratique pour que je m'y arrête.

4° *Altérations dans la rapidité de la déglutition.* — Celles-ci, contrairement aux précédentes, peuvent se constater aisément en mesurant l'intervalle de temps compris entre la perception du mouvement du cartilage thyroïde constaté avec la main appliquée sur lui et le bruit perçu par l'oreille qui ausculte. On doit aussi rechercher la rapidité avec laquelle se produisent certains phénomènes anormaux ; ainsi le bruit de régurgitation dont je parlerai bientôt se produit immédiatement dans les cas de rétrécissements spasmodiques, et plus tardivement dans les rétrécissements organiques.

5° *Altérations dans la direction suivie par le bol alimentaire.* — Dans certaines affections vertébrales ou médiastines, l'œsophage se trouve comprimé à gauche, et le son s'entend plus distinctement à droite.

Bruit de régurgitation. — Il faut distinguer des bruits anormaux de la déglutition, le bruit de régurgitation qui ne se produit qu'après et qui consiste dans une espèce de vomiturition, nullement pénible et exempte de nausées. Elle peut être complète et se produit dès que le bol alimentaire arrive dans l'œsophage, dans les cas d'œsophagisme, de corps étrangers, d'ulcérations douloureuses, de rétrécissements au début. Elle peut aussi ne se produire qu'un certain temps après que le bol est avalé. Tel est le cas des lésions d'ancienne date, parce qu'alors il se produit une dilatation dans laquelle séjourne quelque temps le bol alimentaire avant d'être régurgité.

Dans d'autres cas, la régurgitation est incomplète, c'est-à-dire que le bol alimentaire n'est pas rejeté par la bouche, mais remonte plus ou moins haut dans l'œsophage. Cela s'observe dans les cas de petites excroissances, de légères callosités, d'obstacles dus à des ganglions bronchiques hypertrophiés. Dans certains cas de rétrécissements avec orifice très-étroit, particulièrement dans ceux qui avoisinent le cardia, la régurgitation s'accompagne d'un bruit éclatant qui ressemble à celui que l'on perçoit en auscultant le pharynx pendant la déglutition.

Les quelques observations suivantes démontreront l'utilité de l'auscultation de l'œsophage.

Obs. V. — Œsophagisme de cause et de nature mal définies.

C..., âgée de 32 ans, domestique, entre à l'hôpital Saint-Antoine, le 15 juin 1875, dans le service de M. Duplay (salle Sainte-Marthe).

Depuis trois mois, cette femme est atteinte d'angine tonsillaire qui a disparu assez rapidement. C'est à la suite de cette affection légère qu'elle a commencé à éprouver quelques difficultés à avaler. A chaque mouvement de déglutition, elle éprouve de la douleur à la région cervicale du côté droit; elle pouvait même sentir une grosseur à ce niveau. Elle vomit ce qu'elle cherche à avaler; jamais elle n'a vomi de sang. Elle ne se rappelle pas s'être brûlée et n'a jamais ingéré de substances corrosives ou caustiques. Elle se porte bien et n'a jamais eu d'attaques de nerfs.

Si on lui fait boire de l'eau, elle semble éprouver une grande difficulté à accomplir le second temps de la déglutition; tout l'œsophage semble alors se contracter et il se produit en même temps de véritables renvois d'air. Le crachoir est rempli d'un liquide mousseux que la malade rend sous forme de vomituritions après chaque repas.

Une sonde œsophagienne est arrêtée à 18 centimètres des incisives, sans pouvoir franchir l'obstacle. A l'extérieur, on ne sent rien.

Le 17 au soir, une sonde œsophagienne Richet, de moyen diamètre, a pénétré à 22 centimètres; le lendemain, la même sonde a pénétré toute entière sans rencontrer d'obstacles sérieux. La malade a pu avaler plus facilement les aliments que les jours précédents. Elle a continué cependant à avoir après leur ingestion quelques vomituritions de matières mousseuses.

Le 17. La sonde œsophagienne, introduite complètement, est fixée avec un lacs, et conservée pendant dix minutes environ. C'est le n° 29 de la filière Charrière.

Le 20. On introduit dans l'œsophage une sonde terminée par une olive d'ivoire du n° 3.

Le 21. La malade n'a pu manger depuis hier, et toute la région cervicale antérieure semble tuméfiée et douloureuse.

Le 23. La malade tousse beaucoup depuis deux jours. A l'auscultation de la poitrine, on constate l'existence de quelques râles sonores au niveau de la fosse sus-épineuse du côté droit. Rien du côté du larynx. On peut passer la sonde sans difficulté. La malade a pu avaler de la viande sans trop de difficulté, ce qu'elle n'avait fait depuis longtemps. Elle ne vomit plus après l'ingestion des aliments. On passe aisément une sonde d'un calibre supérieur.

Le 6 février. Depuis deux jours, on ne peut introduire la sonde œsophagienne. Elle est arrêtée par un obstacle dans lequel l'extrémité de la sonde semble pénétrer.

Le 9. La sonde œsophagienne peut de nouveau passer san difficulté.

Remarques. — J'ai rapporté cette observation telle qu'elle m'a été communiquée par mon distingué maître

M. Duplay, et les signes fournis par l'auscultation de l'œsophage ne s'y trouvent pas notés, quoique j'aie eu plusieurs fois l'occasion de les rechercher. Voici chaque fois ce que j'ai pu constater : le bruit de déglutition s'entendait dans toute l'étendue de l'œsophage, son intonation me paraissait peu modifiée en la comparant au bruit de déglutition des malades voisines. Mais aussitôt après ce bruit survenait un bruit très-net de régurgitation. La production de ce second bruit était si rapide qu'il semblait que le bruit de déglutition fût dédoublé. C'est en considérant l'absence d'altération du bruit normal que j'incline à penser à l'intégrité relative des parois œsophagiennes. D'autre part il est rare, dans les rétrécissements organiques de l'œsophage, que le bruit de régurgitation soit aussi rapide à se produire.

Le diagnostic porté par M. Duplay fut : œsophagisme ou poche œsophagienne ; mais je crois pouvoir décider peut-être entre ces deux diagnostics en prenant mon principal argument dans l'auscultation. La présence d'une poche ou d'un diverticule altérerait le bruit de déglutition dans son intonation et dans sa direction. Le bruit de régurgitation ne se produirait pas aussitôt après. Enfin il arriverait forcément, s'il existait un rétrécissement organique, que le bruit de déglutition cesserait ou diminuerait notablement au-dessous du point altéré. J'en conclus donc à l'œsophagisme.

Je rapprocherai de cette observation qui m'est personnelle les faits suivants rapportés par Morell Mackenzie (1), et que j'ai traduits de l'anglais.

Obs. VI. — Ulcération syphilitique de l'œsophage.

J. P..., 61 ans, arrive à l'hôpital le 1er juin 1873 pour une dysphagie dont il est atteint depuis sept semaines. Il a déjà eu précé-

(1) The Lancet, 30 mai 1874.

demment deux attaques de même nature, l'une en 1862, l'autre en 1869. Il a d'ailleurs été atteint de syphilis en 1855. En examinant sa gorge, le pharynx paraît sain. Il en est de même du larynx. Si l'on fait boire le malade et qu'on ausculte en même temps l'œsophage, on constate que le bol alimentaire s'arrête au niveau de la sixième vertèbre dorsale, et semble revenir sur lui-même.

Mais le liquide ne reflue pas jusque dans la bouche, et, après quatre ou cinq secondes, il s'écoule dans l'estomac. En répétant l'expérience plusieurs fois, le bol alimentaire refluait de telle sorte qu'il revenait jusqu'au pharynx, et que, passant dans le larynx, il déterminait un violent accès de toux. On essaya de passer une bougie n° 8, et l'on constata un rétrécissement à l'union du tiers inférieur et des deux tiers supérieurs de l'œsophage.

On diagnostique une inflammation peut-être ulcéreuse et de nature syphilitique de la muqueuse œsophagienne, et l'on administre l'iodure de potassium; au bout de dix jours, le malade commence à avaler beaucoup plus aisément. Cependant, à l'auscultation, on constate encore que le bol alimentaire est notablement ralenti dans sa marche, dans les parties inférieures de l'œsophage.

En examinant aujourd'hui le malade, on constate encore, en outre du ralentissement du bol alimentaire, un bruit de grattement ou de frottement, au moment où il passe au niveau de la sixième vertèbre dorsale.

Ce reste tardif de la lésion peut faire hésiter un peu en faveur de sa nature syphilitique, car il faut bien reconnaître qu'elle n'est qu'améliorée et non guérie, et que le moindre excès de table ou d'alcool ramènera le rétrécissement.

Il faut être prévenu d'ailleurs que ces ulcérations syphilitiques de l'œsophage, améliorées par l'iodure de potassium, deviennent souvent le point de départ de productions malignes. Aussi, le pronostic doit-il être toujours réservé.

Obs. VII. — Affection maligne de l'œsophage avec spasme concomitant.

S. C..., âgé de 46 ans, est entré à l'hôpital le 13 mai 1873 pour une difficulté d'avaler, datant déjà de six semaines. Il est émacié et d'aspect cachectique. Il n'est pas syphilitique et ne porte aucune trace d'affections du pharynx, du larynx ou de tout autre organe. Il avalait autrefois facilement, mais, selon son expression, les aliments prenaient quelquefois la mauvaise route. Il ne peut déglutir les solides, mais un mélange de pain et de lait passe relativement bien. Si l'on examine avec le stéthoscope, on constate un choc très-net au niveau de la troisième vertèbre dorsale, et l'on constate également une plus grande lenteur générale de l'acte de la déglutition.

Toute tentative d'introduction de bougie échoue.

Au laryngoscope, la corde vocale droite est immobile entre l'adduction et l'abduction; mais le larynx est partout ailleurs absolument sain.

Depuis son admission, le malade s'est peu modifié; cependant il expectore beaucoup aujourd'hui, et, malgré cela, il a repris un peu d'embonpoint.

On peut se demander ici : 1° Quelle est la nature de cette affection de l'œsophage? 2° Comment il peut se faire que le malade puisse avaler même des substances demi-solides et que la bougie ne puisse passer? A la première question, il faut répondre que l'affection est assurément de nature maligne, et ce qui assure ce diagnostic, c'est la complication du côté du nerf récurrent droit; car on ne peut assurément songer ici à une tumeur du médiastin qui comprimerait ce nerf. D'autre part, la syphilis de l'œsophage ne donne jamais lieu à la compression des nerfs récurrents. A la seconde question, on doit répondre que l'impossibilité du passage de la bougie est très-probablement due à un certain degré de spasme provoqué par le contact de l'instrument. Si le pronostic ne se fondait dans ce cas que sur cette impossibilité du cathétérisme, la mort serait annoncée comme prochaine; mais l'auscultation nous permet de renvoyer ce pronostic fatal à plusieurs mois.

La matière expectorée provient sans doute d'une dilatation formée au-dessus du point rétréci, et non d'une ulcération de la muqueuse. La salive s'accumule dans ce point, et lorsqu'elle est en quantité suffisante, elle est expectorée. L'implication du nerf récurrent n'a pas un simple intérêt diagnostique, mais elle a un véritable intérêt pronostique, car il faut savoir que les cordes vocales, comme l'épiglotte, contribuent à l'occlusion du larynx dans la déglutition, et que leur paralysie peut devenir une cause de dysphagie.

Obs. VIII.— Spasme de l'œsophage compliquant une tympanite rebelle.

Mary R..., âgée de 54 ans, bien portante jusqu'ici, a commencé à cette époque à éprouver de la gêne à digérer ses aliments, puis surtout, après quelques mois, de la gêne de la déglutition; gêne qui persiste aujourd'hui. En faisant avaler quelque chose à la malade, il se produit un bruit de glouglou que l'on peut entendre à une certaine distance. A l'auscultation, le son est exagéré, à la partie supérieure de la région dorsale, mais prend, au-dessus de la cinquième vertèbre dorsale, un timbre particulier et comme tympanique tel, qu'il semble produit par le passage d'une petite quantité de liquide dans une cavité remplie de gaz. C'est certainement ce qui se produit, car la partie inférieure de l'œsophage et l'estomac sont distendus par des gaz qui sont la cause réelle de l'obstacle au passage du bol alimentaire. La cause de la dysphagie est donc très-probablement dans l'imperfection de la déglutition.

Ces cas sont relativement rares, et le traitement doit avoir en vue de combattre d'abord les troubles digestifs. Les bougies ne feraient qu'irriter l'œsophage sans profit.

Obs. IX. — Paralysie de l'œsophage.

Wm. E..., âgé de 32 ans, délicat et affaibli, commença à éprouver des difficultés dans la déglutition, à l'âge de 11 ans, à la suite d'une affection fébrile. Quand je le vis, il y a huit ans, il était bien plus malade qu'aujourd'hui, mais sa dysphagie présentait des intermittences d'aggravation et d'amélioration. En l'examinant avec le stéthoscope, on constate une remarquable lenteur de la déglutition, avec absence complète du vrai bruit œsophagien. C'est un cas de paralysie des muscles constricteurs de l'œsophage et de toute sa tunique musculaire ; le bol alimentaire ne traverse l'œsophage que par sa propre pesanteur. De là cette lenteur de la déglution, et le malade déclare qu'il faut deux heures ou une heure trois quarts au moins pour effectuer son dîner, car il est obligé d'avaler en très-petite quantité sa nourriture. La faradisation est le seul traitement dont il ait eu à se louer. Sous l'influence de l'électricité, son œsophage reprend son fonctionnement pour plusieurs mois, et, une fois même, il l'a repris pour deux ans ; mais, ordinairement, il doit y recourir toutes les deux ou trois semaines.

Le malade est un lapidaire et il a éprouvé une fois la crampe des lapidaires, avec paralysie de plusieurs muscles du pouce et de l'index droit, particulièrement de l'abducteur, de l'adducteur et du court fléchisseur du pouce, et de l'abducteur de l'index. Le fonctionnement de ces muscles fut rétabli par la faradisation, et il n'y eut pas de récidive. Quant à celui de l'œsophage, il ne put être aussi complètement rétabli; ce qui tient peut-être à ce que le courant fa, adique ne pouvait être exactement appliqué. Aussi, a-t-on besoin d'encourager le malade à s'efforcer d'avaler, le plus petit bol alimentaire donnant lieu à une difficulté extrême dans la contraction de l'œsophage.

CONCLUSIONS

J'aurais voulu terminer cet exposé rapide des principaux modes d'exploration de l'œsophage, par un tableau de leurs indications dans les différentes affections de ce conduit. Malheureusement la nouveauté de plusieurs des procédés que j'ai rapportés me fait un devoir d'être réservé sur leur valeur respective. Il faut que l'expérience ait décidé avant que l'on puisse se permettre d'établir des règles.

Si le diagnostic des différents états pathologiques de l'œsophage peut tirer quelque profit de ce travail, ce n'est pas dans la description isolée de l'un des modes d'exploration qu'il le trouvera ; c'est dans la mise en présence d'un certain nombre d'entre eux et dans le choix qu'il en pourra faire.

Parmi les procédés que j'ai décrits, il y en a dont la valeur est assez démontrée et l'usage assez répandu pour que je n'aie pas à les vanter; ce sont le toucher digital, le miroir pharyngien et surtout le cathétérisme.

Parmi les autres, je n'ai pas à me prononcer sur l'œsophagoscope et sur la sonde à eau dont j'espère étudier plus tard les applications ; restent donc les deux modes d'auscultation directe et indirecte. Je me suis suffisamment expliqué sur l'importance du procédé de M. Duplay. Il me faudrait peut-être émettre enfin une opinion sur l'auscultation proprement dite de l'œsophage. Or, je la crois destinée à rendre des services considérables, lorsque ses principes auront été plus nettement formulés, et lorsqu'un plus grand nombre d'applications et de résultats heureux seront venus confirmer son mérite et son utilité ; peut-être alors marchera-t-elle de pair avec le cathétérisme.

A. Parent, imprimeur de la Faculté de Médecine, rue M^r-le-Prince,

www.ingramcontent.com/pod-product-compliance
Ingram Content Group UK Ltd.
Pitfield, Milton Keynes, MK11 3LW, UK
UKHW021031180726
13838UKWH00004B/1723

9 782329 116143